DE LA
VISION COLORÉE

Recherches sur la perte de la Sensibilité chromatique

DANS LES MALADIES MENTALES

PAR

Louis CROUSTEL

Docteur en Médecine de la Faculté de Paris.

———— ·•*•· ————

PARIS

IMPRIMERIE DE LA FACULTÉ DE MÉDECINE

HENRI JOUVE

15, Rue Racine, 15

—

1893

DE LA

VISION COLORÉE

Recherches sur la perte de la Sensibilité chromatique

DANS LES MALADIES MENTALES

PAR

Louis CROUSTEL

Docteur en Médecine de la Faculté de Paris.

———— +*+ ————

PARIS

IMPRIMERIE DE LA FACULTÉ DE MÉDECINE

HENRI JOUVE

15, Rue Racine, 15

———

1893

A MA MÈRE

A MES PARENTS

A MES AMIS

AVANT-PROPOS

Avant de commencer ce travail nous tenons à remercier publiquement ceux qui de près ou de loin nous ont mis à même de parfaire nos études médicales et d'arriver au point où nous en sommes.

Nous n'aurons garde d'oublier nos premiers maîtres de l'école de Rennes, MM. Dayot, Perret, Delacour. Ils nous ont inculqué les premiers principes de médecine et de chirurgie, nous les en remercions profondément. Nous avons achevé nos études dans les services hospitaliers de MM. Anger, Constantin Paul, Lancereaux, Audhoui ; Ils se sont toujours montrés pleins de sympathie à notre égard.

Nous avons débuté chez M. le docteur Briand dans l'étude de l'aliénation mentale, nous n'avons eu qu'à nous louer de sa bienveillance.

Nous vivons depuis deux ans, en qualité d'interne, dans une intimité respectueuse avec M. le docteur Keraval. C'est à lui que nous devons l'idée de cette thèse pour laquelle il nous a aidé puissamment de ses conseils et de son expérience. Sa connaissance des langues étrangères nous a permis de réunir une bibliographie importante. Nous tenons à lui en témoigner notre très vive reconnaissance.

Nous remercions sincèrement M. le docteur Picqué, chirurgien des hôpitaux et des asiles de la Seine, de l'intérêt qu'il nous a toujours témoigné.

Que M. le Professeur Joffroy accepte l'hommage de notre respectueuse gratitude pour l'honneur qu'il a bien voulu nous faire en acceptant la présidence de cette thèse.

INTRODUCTION

La détermination des lésions qui peuvent survenir dans l'ensemble du système nerveux central procède de l'examen préalable du fonctionnement des divers sens accessibles à nos moyens d'investigation ; sens que la lésion centrale modifie plus ou moins.

De la modification constatée par la fonction, on conclut a priori qu'il doit y avoir une lésion centrale.

Ces résultats obtenus on en contrôle l'exactitude par les études anatomo-pathologiques. Mais si pour une cause ou pour une autre, elles ne donnent pas de résultats, les modifications constatées dans la fonction n'en restent pas moins acquises et demeurent comme autant de pierres d'attente, autant de jalons que l'on peut espérer voir servir utilement pour les recherches ultérieures.

En aliénation mentale, terme qui comprend des entités morbides si différentes et si complexes, les études les plus précises doivent procéder des mêmes errements.

Former des groupes symptomatiques organisés dans des conditions aussi nettes que possible, tel est le premier devoir du clinicien. C'est ainsi d'ailleurs qu'a procédé la médecine partout et toujours.

L'appareil symptomatique a de tous temps attiré l'attention du clinicien et lui a permis bien souvent de former un type d'entité morbide bien défini que l'anatomie pathologique venait confirmer dans la suite.

C'est dire l'importance accordée au symptôme en pathologie nerveuse et surtout à celui tiré de l'examen d'une fonction.

Ainsi dans l'ataxie locomotrice nous interrogeons l'état des réflexes, de la vision, de l'audition, de la sensibilité, etc., et d'après les indications que nous fournit cet examen nous concluons ou non au tabes, et même nous jugeons de la marche de la maladie et de son extension aux diverses parties de l'axe cérébro-spinal.

Dans la sclérose en plaque, l'amblyopie nous indique qu'une plaque de sclérose siège en un point du trajet intra-cranien du nerf optique.

De même l'hémi-anesthésie sensitivo-sensorielle nous fait immédiatement localiser une hémorrhagie cérébrale dans le tiers postérieur du segment postérieur de la capsule interne. Si au contraire la sensibilité sensorielle est conservée, c'est que la partie la plus interne du faisceau sensitif où passent ces fibres est respectée.

Enfin les troubles bien connus de la surdité verbale, de la cécité verbale, nous permettent de localiser à peu près exactement le siège d'un ramollissement.

On voit par ces divers exemples que les symptômes tirés de l'examen des sens tiennent le premier rang dans les maladies du système nerveux.

L'aliénation mentale ne pouvait pas faire exception à la règle.

En effet, dans les psychoses à lésions organiques connues telles que : paralysie générale, démence organique, alcooisme, tumeur cérébrale, syphilis cérébrale, etc., nous trouvons toujours une altération plus ou moins accentuée de l'un des sens de l'individu atteint, et quelquefois même de tous à la fois.

Ces altérations ont été décrites dans de nombreux travaux traitant de l'état des réflexes, patellaires et pupillaires, de l'ouie, de l'odorat, du goût, de la vision.

Mais pour ce qui est de ce dernier sens, il en est une modification dont les aliénistes n'ont pas encore essayé de tirer parti ; nous voulons parler de la vision des couleurs ou vision colorée.

La vision colorée a beaucoup excité la sagacité des physiologistes, mais elle semble avoir laissé les pathologistes à peu près indifférents à part quelques examens publiés par MM. Galzowski, Charcot et Regnard sur l'état de la vision colorée chez les individus atteints d'hémi-anesthésie sensitivo-sensorielle d'origine organique ou liée à l'hystérie, examens sur lesquels nous reviendrons dans le cours de ce travail ; à part les observations de Heidenem touchant l'achromatopsie des catalepsiés et celle de Verrey sur un cas d'hémiachromatopsie à la suite d'un kyste hémorrhagique du lobe occipital gauche; nous n'avons trouvé aucune étude sur l'état de la vision colorée dans les maladies du cerveau.

Cependant Bono prétend que sur 100 achromatopsiques 55 ont des anomalies du système nerveux ou des tares héréditaires.

En aliénation mentale aucun travail, à notre connaissance n'a été publié sur ce sujet et si nous avons entrepris de combler cette lacune du mieux qu'il nous sera possible, c'est que nous sommes convaincu qu'aucun coin de la science ne doit rester inexploré.

M. Favre, avant nous, avait formé ce projet, quand il disait dans un travail publié par le *Lyon médical* en 1889 : « J'avais eu l'idée, il y a longtemps, d'aller chercher le siège du sens chromatique et la théorie du Daltonisme dans les asiles d'aliénés. Le temps a manqué pour réaliser ce projet. »

C'est ce projet dont nous commençons aujourd'hui l'exécution et cette thèse ne saurait être que l'étude des conditions préalables de la vision colorée chez les aliénés, telle que nous la révèlent nos premières recherches.

Toutes les fois qu'on commence l'étude d'une question scientifique on se heurte à des difficultés et on est obligé sous peine de n'aboutir à aucun résultat même minime, de suivre le précepte de Bacon qui recommande de morceler les difficultés en autant de fractions qu'il est nécessaire pour arriver à la solution d'un problème complexe.

L'étude des premières équations du problème nous a par conséquent imposé la nécessité de diviser notre travail comme il suit :

Dans un premier chapitre, qui est comme la définition du sujet, nous étudions tout ce qui se rattache à la vision colorée en général.

Dans le chapitre II, nous passerons en revue la perte de la vision colorée sous ses formes diverses.

Dans le chapitre III, le terrain étant déblayé, nous étudions l'achromatopsie pathologique en général et en particulier.

Le sujet étant ainsi nettement circonscrit, nous abordons l'objet de nos recherches, c'est-à-dire : Les troubles de la vision des couleurs chez les aliénés, qui aboutit aux conclusions de notre mémoire.

La thèse peut paraître un peu brève, mais qu'on veuille bien remarquer qu'il s'agit d'investigations originales.

Pour obtenir un fait, qui dans les conditions bien précises que nous indiquons, paraît un élément certain ; nous nous sommes livré à des examens de toutes sortes chez des malades qu'il n'est pas toujours commode d'examiner.

Si nous avions exposé par le menu les éphémérides, pour ainsi dire, de nos multiples perquisitions, nous eussions fort risqué d'être trop long, trop confus, et nous eussions fatigué l'esprit du lecteur en pure perte.

Pour être clair, du moins nous l'espérons, nous avons tenu à être court.

CHAPITRE I.

DE LA VISION COLORÉE EN GÉNÉRAL.

Après un aperçu historique rapide de la question, il nous paraît indispensable pour bien comprendre le sens dans lequel nos recherches ont été dirigées de passer en revue les diverses théories émises pour expliquer la vision colorée.

Les premières études sur la vision colorée ne remontent pas à bien des années. Newton et Th. Young eurent les premiers l'idée de s'occuper de la vision des couleurs, et l'on doit même au second une théorie que nous exposons plus loin.

Dalton, en 1830, découvrit sur lui-même la cécité pour le rouge. Il donna à cette anomalie le nom de Daltonisme,

Après lui Donders, Holmgrein, Magnus, Colm, Hirsberg, Pflüger, Héring, Wolfberg, Wundt, Stilling à l'étranger — Dor, Favre, Charpentier, Charcot, Regnard, Landolt, Vezrey, Basevy en France — s'occupèrent de la question et par leurs travaux consciencieux lui firent faire un grand pas.

On trouva que le rouge n'était pas la seule couleur qui put manquer et que bien des individus étaient aveugles pour le jaune, le bleu, le vert ou le violet. Dès lors le mot de Daltonisme ne suffisait plus, il fallut prendre un terme plus général pour désigner cette infirmité nouvelle et l'on se servit du mot achromatopsie ou chromatopseudopsie.

L'attention des physiologistes fut donc attirée sur la vision colorée surtout par l'absence de cette vision. Il fallait dès lors expliquer par quel mécanisme la rétine était impressionnée par telle ou telle couleur et comment elle transformait son impression en sensation.

C'est alors que surgirent plusieurs théories de la vision colorée, ayant chacune ses partisans et ses détracteurs, mais aucune ne concordant suffisamment avec toutes les déductions de la physiologie expérimentale et avec tous les cas pathologiques pour s'imposer à tous.

La première en date, celle qui compte encore le plus de partisans, est celle de Young développée par Helmolz.

D'après cette théorie, il y a trois couleurs fondamentales : le rouge, le vert, le violet ou le bleu.

La sensation des couleurs résulte de l'excitation de trois espèces de fibres différentes. Quand un rayon lumineux homogène les frappe, ces trois espèces de fibres vibrent simultanément, mais à des degrés d'intensité différents, suivant la longueur des ondes du rayon lumineux. La lumière rouge excite de préférence les fibres qui sentent le rouge et agit moins sur celles qui sont chargées de percevoir le vert et le violet. La lumière verte agit de préférence sur celles chargées de percevoir le vert ; il en est de même pour le violet. Chaque couleur excite donc les deux autres sortes de fibres, mais à un degré moindre que celles qui sont chargées de la percevoir.

D'après Young, les cônes devraient être chargés de la vision colorée.

Le défaut de cette théorie, dite théorie des trois fibres, est de ne pas expliquer la plupart des sensations différentes d'avec les couleurs fondamentales. Elle a reçu dans ces dernières années plusieurs démentis venant de cas pathologiques concordant mal avec elle.

Parmi eux, nous trouvons les observations de Knies, de Regnard, de Favre, etc.

M. Favre a complètement abandonné cette théorie dans des leçons publiées par le *Lyon médical.*

M. Landolt, dans ses leçons sur les maladies des yeux, expose cette théorie sans s'y rallier absolument. Enfin Pflüger, sans la nier complètement, ne l'accepte que faute de mieux.

En second lieu, nous trouvons la théorie de Hering encore moins satisfaisante et moins favorablement accueillie.

D'après ce physiologiste, il s'agit dans l'espèce de réactions chimiques. Il distingue trois substances chimiques différentes, dont la destruction et la reconstitution (désassimilation et assimilation) produit la sensation lumineuse et la sensation colorée. Il existerait une substance visuelle pour : 1° le blanc et le noir, 2° le rouge et le vert, 3° le bleu et le jaune. La sensation du blanc serait un résultat de la décomposition de la première matière (quand elle se réassimile, on aurait la sensation de noir). — Quant aux groupes des couleurs proprement dit, on ne sait à quelle espèce de phénomènes chimiques est due la sensation colorée.

Le premier groupe des sensations (noir et blanc) peut produire plusieurs nuances qui se mélangent entre elles et qui se mélangent aussi avec les autres groupes de couleurs ;

mais les derniers groupes qui résultent de couleurs oppo-
sées (contraste des couleurs) ne se réunissent jamais entre
eux : c'est ainsi que le bleu ne s'unit pas au jaune, ni le vert
au rouge.

L'hypothèse d'Hering confond les concepts des couleurs
fondamentales et des couleurs principales qui ont été en-
gendrés pour des besoins entièrement différents. Elle se
met donc en conflit avec la loi des mélanges,

Cette théorie a reçu de rudes assauts d'adversaires achar-
nés. Holmgrein rapporte plusieurs cas pathologiques dont
l'explication est impossible à l'aide des réactions chimiques
d'Hering.

La plupart des physiologistes et les ophtalmologistes se
sont ralliés à l'avis d'Holmgrein et aujourd'hui cette théorie
est à peu près complètement abandonnée.

Wundt, dans ses études physiologiques et psycholo-
giques se place à un autre point de vue.

Il prétend que : 1° toute excitation rétinienne met en jeu
deux processus différents d'irritation, une excitation chromatique et une excitation achromatique; 2° l'excitation
achromatique est un processus photo-chimique uniforme ;
3° L'excitation chromatique est un processus photo-chimique polyforme.

En réalité, toutes ces théories ne sont que des hypo-
thèses ne s'appuyant sur aucun fait physiologique ou histo-
logique prouvé.

Au contraire, la théorie qu'Angelucci a présentée à l'Académie de médecine de Rome, a pour base la constatation
microscopique de changements survenus dans la rétine de
grenouilles soumises à l'action de rayons colorés différents

Pour cet auteur, l'acte de la vision est sous la dépendance de trois éléments, qu'il nomme : la triade visuelle. Ce sont : l'épithélium pigmenté, les cônes et les bâtonnets. A la suite de la lumière blanche et de la lumière colorée il se produit constamment dans les éléments qui constituent la couche à mosaïque une réaction spéciale pour chaque lumière et pour chaque couleur ayant agi. Cette réaction se traduit par un mouvement ; ce mouvement est destiné à convertir les ondes lumineuses en excitation qui est perçue par les éléments nerveux terminaux de la rétine qui les transmettent au centre par l'intermédiaire du nerf optique.

Ce mouvement est dû à la contractilité de la cellule épithéliale, du bâtonnet et du cône. Cette contractilité est tout entière sous la dépendance de granulations pigmentaires qui montent et descendent dans le membre externe ou cuticulaire du bâtonnet. Celui-ci se raccourcit ou s'allonge selon la qualité de la lumière. Les couches composées de la triade visuelle possèdent toutes les qualités de la vision. Les couches qui ne comprennent que des cellules et les cônes perçoivent lumière et couleurs et ont une puissance très développée de l'acuité visuelle. Les couches où le bâtonnet a remplacé le cône servent surtout à la perception quantitative de la lumière.

A la périphérie de la rétine les cônes sont peu abondants, la cellule épithéliale a des différences marquées : elle est très large. Elle correspond à un nombre de bâtonnets trois fois plus grand.

Cette donnée concorde bien avec l'expérience de M. Landolt, qui démontre que si les couleurs ne sont pas perçues à la périphérie de la rétine, c'est non pas tant à cause d'une achromatopsie des parties périphériques de la rétine qu'à cause du défaut d'acuité visuelle de ces parties.

En résumé, pour Angelucci, il doit y avoir deux segments, l'un chargé de convertir les ondes lumineuses en excitation, l'autre chargé de recueillir et de transmettre la sensation. Cette note d'Angelucci est plutôt la relation d'un fait de physiologie expérimentale qu'une théorie à proprement parler et, comme telle, elle a force de loi. Elle peut servir de base à une théorie explicative de la vision des couleurs qui s'appuiera au moins sur un fait constaté de visu. De plus, elle fait entrer la question dans une nouvelle voie, montrant que l'excitation lumineuse reçoit une modification spéciale dans la rétine avant que d'être transmise en tant que sensation.

A peu près à la même époque, Lyder Borthen, au congrès de Copenhague, 1885, expliquait la sensation lumineuse comme le résultat d'une ondulation de l'éther transmise à la matière même du cône.

Pour les couleurs, en plus des longueurs d'ondes et des vitesses d'oscillations, se joignent les qualités inhérentes aux différentes sortes de lumières colorées : action calorique, action chimique.

Ce sont des changements dans la quantité des qualités qui ont une influence sur la matière attaquée.

Ainsi le rouge produit un mouvement accéléré dans les cônes rétiniens, tout en les laissant intacts au point de vue chimique.

Cette théorie est assez vraisemblable et n'est pas en contradiction avec les faits observés par Angelucci. Cependant, elle est un peu trop restreinte en n'accordant qu'aux cônes rétiniens le soin de percevoir la lumière colorée ; nous avons vu plus haut qu'il faut y joindre l'épithélium pigmenté et les bâtonnets.

.. Charpentier, dans une communication faite à l'Académie des sciences, fait entrer en ligne de compte un nouveau facteur : l'élément central.

Pour lui, la rétine possède deux sortes d'éléments : les uns visuels, les autres photesthésiques. Les premiers seraient les cônes, les seconds les bâtonnets. Les rayons lumineux agissent différemment sur ces deux sortes d'éléments, qui deviennent le siège de vibrations de nature variable. Or, quand ces deux éléments fonctionnent ensemble, l'élément central qui recevra les unes et les autres de ces vibrations sera animé d'un mouvement vibratoire non plus simple, mais plus ou moins complexe suivant les rayons. Le mouvement vibratoire de l'appareil central aura donc une forme nouvelle pour chaque rayon ; d'où la qualité nouvelle de couleur, laquelle correspond à ce qui est le timbre dans l'appareil auditif.

Il est donc permis de dire que la lumière produit sur l'appareil nerveux de l'œil deux actions distinctes : l'une proportionnelle à la force vive lumineuse ; l'autre dépendant à la fois de la force vive et de la réfrangibilité ; et que très probablement la notion des couleurs procède de la composition de ces deux sortes de vibrations nerveuses, suscitées par cette double excitation.

En résumé, il ressort de toutes ces théories différentes que plusieurs facteurs entrent en ligne de compte dans l'acte visuel. Ce n'est pas la vibration seule qui produit par ses différences de longueur d'ondes tant de sensations si éloignées les unes des autres, pas plus que la différence de réfrangibilité des rayons lumineux ou leur différence d'action chimique. C'est une combinaison de ces divers facteurs à des degrés divers.

De même pour l'élément récepteur, ce ne sont plus les cônes que l'on peut regarder comme autrefois, seuls chargés de la perception des couleurs ; mais il faut y joindre les bâtonnets et les cellules épithéliales de la couche à mosaïque.

Enfin l'acte de la vision en général et de la vision colorée en particulier est soumis aux lois de la physiologie générale. Il est légitime de penser que l'appareil sensoriel se compose primordialement de 3 segments : un appareil récepteur, un conducteur et un centre destiné à l'élaboration des sensations transmises.

L'appareil récepteur, nous le connaissons, c'est la rétine; le conducteur, c'est le nerf optique ; mais le centre?

Les expériences physiologiques de Munk sur le cerveau du singe, concluent à l'existence de ce centre dans le lobe occipital.

Les observations d'hémianopsie de Samelshon, de Steffan et de Shneller viennent prêter un appui à cette hypothèse.

Enfin un cas d'hémianopsie bi-latérale provoquée par un kyste hémorrhagique du lobe occipital, cas rapporté par Verrey, vient confirmer cette manière de voir.

CHAPITRE II.

PERTE DE LA VISION COLORÉE OU ACHROMATOPSIE.

Comme nous venons de le voir dans le chapitre précédent il n'existe pas de théorie de la vision colorée, établie sur une base inattaquable et qui permît d'en expliquer toutes les anomalies.

Aussi pour l'achromatopsie ou perte de cette vision, n'avons-nous trouvé aucune explication valable.

Beaucoup se contentent de constater le fait et ne l'expliquent pas.

Dalton expliquait le daltonisme par une coloration bleue anormale de l'humeur vitrée qui devait absorber la lumière rouge. Cette idée n'était pas heureuse, car il ne s'ensuit pas de cette coloration qu'on ne puisse voir la lumière rouge.

Max Schultz a émis une théorie basée sur les variations de l'intensité de la coloration de la tache jaune. D'après cet auteur le pigment qui existe dans les couches internes de la rétine exercerait une certaine influence subjective sur la perception de la raie bleue du spectre et sur celle de l'ultra-violet.

Cette influence du pigment de la tache jaune n'est rien moins que prouvée.

Fick dans son « traité de Physiologie », se basant sur la constitution de la rétine explique l'achromatopsie en se basant sur la théorie de Young et Helmolz.

En effet, l'on sait que d'après ces auteurs il existe dans la rétine 3 zones différentes. La plus périphérique ne perçoit plus les couleurs.

Or, dans l'achromatopsie, d'après Fick, les sensations colorées présentent les modifications que l'on trouve chez les individus normaux pour la vision périphérique de la rétine. Il est donc probable que l'achromatopsie tient à ce que l'état de la zone périphérique de la rétine qui chez l'œil normal ne dépasse pas une certaine région, se poursuit chez l'œil achromatopsique jusqu'à la fovea centralis. Plus près cette modification s'avance de la fovea centralis, plus l'individu est achromatopsique et il l'est tout à fait quand la fovea centralis possède la constitution de la zone marginale externe de l'œil normal.

Mais les travaux de M. Landolt et d'Angelucci ont démontré que si l'œil normal ne perçoit pas les couleurs à la périphérie de la rétine, c'est par défaut d'acuité visuelle de cette périphérie. Or personne n'oserait soutenir que tous les achromatopsiques ont une diminution considérable de l'acuité visuelle ?

La réfutation de cette théorie est donc aisée.

Dor au contraire, s'appuyant sur des cas pathologiques, par exemple des malades atteints de cécité des couleurs, suite d'une atrophie des nerfs optiques, sur ce que dans ces cas la couche fibrillaire et cellulaire du nerf optique et de la rétine est atrophiée jusque dans le cerveau et nullement les couches des cônes et des bâtonnets, et que dans les rétinites la vision colorée est affaiblie et non pervertie, en conclut que l'achromatopsie est une affection cérébrale.

Knies partage l'opinion de Dor et croit que la fonction de distinguer les couleurs appartient à l'écorce et que la perte de la vision colorée est sous la dépendance d'une lésion de cette écorce.

Szokalski arrive à la même conclusion par une voie différente ; il se base sur un raisonnemment physiologique ou plutôt psychologique.

Plus récemment M. Regnard est venu soutenir la théorie cérébrale, s'appuyant sur une expérience accomplie sur une hystérique achromatopsique du vert.

Faisant rapidement tourner un disque mi-partie rouge et mi-partie vert devant la malade, celle-ci accuse la sensation blanc-gris. La lumière verte n'est pas aperçue mais elle est perçue. Les rayons verts n'ont pas été vus, mais ils ont été perçus, la rétine a reçu leur impression. Ce serait donc le centre perceptif qui cause l'erreur. L'achromatopsie serait donc une lésion centrale.

Cette expérience a été faite il est vrai sur une hystérique, et il se pourrait que la suggestion jouât un rôle dont l'auteur ne se doutait pas.

Quoiqu'il en soit, ce cas comme ceux de Dor, rentrent dans le cadre d'une achromatopsie spéciale de cause pathologique, une achromatopsie acquise.

Il en existe une autre, de cause inconnue, héréditaire le plus souvent, congénitale, regardée comme incurable jusqu'à ces derniers temps.

M. Favre, dans ces dernières années a combattu cette idée de l'incurabilité et il est arrivé à obtenir quelques résultats par une éducation spéciale de la vue des sujets atteints de cécité pour les couleurs.

Ces faits concordent bien avec l'hypothèse émise par Magnus du développement graduel du sens des couleurs.

Il s'appuie sur ce que la sensation des couleurs complémentaires est la fonction d'une rétine parvenue à son parfait développement. Cette fonction ne peut s'effectuer qu'à la suite d'un perfectionnement graduel. Elle a cela de commun avec la parole.

D'après cela le daltonisme ou mieux l'achromatopsie serait un arrêt de développement du sens des couleurs survenant chez des dégénérés.

Cette vue de l'esprit est assez satisfaisante et concorde bien avec l'opinion de Schmitts et Bono que 55 0/0 des achromatopsiques sont atteints d'anomalies du système nerveux ou de tares héréditaires.

La conclusion à tirer de l'examen de ces diverses théories, c'est que personne ne connaît encore exactement la cause de l'achromatopsie.

Il est probable que les causes en sont multiples et peuvent tenir à une lésion soit de la rétine, soit du nerf optique, soit du centre cérébral.

Il existe diverses sortes d'achromatopsies ; autant que de couleurs fondamentales.

Or comme les auteurs ne sont pas d'accord sur le nombre des couleurs fondamentales, on est par là même porté à reconnaître un grand nombre de variétés dans la cécité des couleurs.

En effet Young donnait: le rouge, le vert et le bleu comme couleurs fondamentales.

Preyer, d'accord avec Woinow, a remplacé le bleu par le violet et admet : rouge, vert et violet.

Chevreul dans une communication faite à l'Académie des sciences donnait : le rouge, le jaune et le bleu.

Enfin Knies admet 4 couleurs fondamentales : le rouge, le jaune, le bleu et le violet.

Ceux qui admettent la classification de Young modifiée par Preyer, divisent l'achromatopsie en 3 espèces:

Cécité pour le rouge ou anérythropsie.

Cécité pour le vert ou achloropsie,

Cécité pour le violet ou anianthinopsie.

Stilling n'avait fait que deux grandes classes :

1° Cécité pour le rouge et le vert.

2° Cécité pour le bleu et le jaune.

Knies admet deux grandes divisions : les achromatopsiques pour les couleurs chaudes : le rouge et le jaune; ceux pour les couleurs froides : le bleu et le violet.

Dans la pratique, il est plus commode d'employer les expressions de Stilling qui correspondent mieux aux cas dans lesquels il est extrêmement difficile de savoir s'il s'agit d'une cécité du rouge ou du vert. Dans ce cas il est impossible de dire que les malades sont réellement achromatopsiques de telle ou telle couleur, et de plus quand on les examine au spectre, on ne sait s'ils sont tout à fait insensibles à la fonction rouge ou s'ils présentent un affaiblissement de la couleur examinée.

Mais s'il existe une achromatopsie partielle, celle que nous venons de désigner sous le nom de cécité du rouge-vert et une achromatopsie totale dans laquelle toute sensation a disparu, il existe également une série de cas dans lesquels au lieu d'une cécité complète des couleurs, on trouve un affaiblissement des sensations colorées qui nuit à la perception de certaines nuances ou à la perception des couleurs à la distance normale. C'est ce qu'on appelle : affaiblissement du sens chromatique ou achromatopsie incomplète ou dyschromatopsie.

Le type de l'achromatopsie incomplète est caractérisé par ceci que les individus atteints peuvent encore reconnaître quelques tons plus ou moins marqués, mais sont incapables de donner des indications précises lorsqu'il s'agit de distinguer des nuances plus ou moins foncées.

Il existe une forme légère d'achromatopsie incomplète caractérisée par une diminution de la sensibilité à l'égard seulement des tons clairs. Il existe aussi une paresse pour les couleurs qui représente une forme de transition entre le sens normal des couleurs et l'achromatopsie.

Ce que nous venons de dire s'applique surtout à l'achromatopsie congénitale dont se sont surtout occupés les physiologistes. Ce sont alors surtout les couleurs rouge et vert qui manquent le plus souvent.

Mais nous avons laissé voir plus haut qu'il en existe une autre d'origine pathologique, l'achromatopsie acquise, dans laquelle la règle est renversée.

Le rouge est la couleur le moins souvent défaillante.

Le violet fait défaut bien plus souvent.

CHAPITRE III.

DE L'ACHROMATOPSIE ACQUISE OU DE CAUSE PATHOLOGIQUE.

Ole Bull a donné dans les archives de Graëff (1883), une division des diverses sortes d'anomalies que l'on peut rencontrer dans les divers états pathologiques.

Il en distingue 3 classes :

1° La sensibilité chromatique décroit graduellement pour toutes les couleurs.

2° Deux des couleurs complémentaires sont de moins en moins perceptibles.

3° Certaines nuances du rouge sont confondues avec le jaune et certaines nuances du vert avec le bleu.

La première forme tient à la destruction des éléments de la rétine. On la rencontre dans les atrophies du nerf optique. Il est en de même de la seconde, seulement la première devrait être attribuée à une lésion centrale du névraxe et la seconde à une lésion extra-cérébrale comme dans l'amblyopie alcoolique.

La troisième forme tient à un affaiblissement de l'acuité visuelle. On la rencontre dans la rétino-choroïdite pigmentaire, dans le décollement de la rétine, dans le glaucome, même quand l'acuité est conservée.

Cette division est bonne et mérite d'être conservée ; surtout en ce qui a trait aux anomalies de la vision colorée causée par les maladies de la rétine et du nerf optique.

Les observations de Nettleship concordent bien avec elle. Il a examiné 79 malades atteints de maladies du nerf optique sans complications et il est arrivé aux conclusions suivantes : « Il y a toujours achromatopsie très prononcée quand l'acuité visuelle est faible et le champ visuel rétréci. Jamais elle ne manque dans les atrophies du nerf optique chez les ataxiques. Dans les scotomes centraux, alors même que l'acuité visuelle est 1/20e il n'existe que peu d'achromatopsie pour les gros objets; pour les petits elle n'est que partielle ou complète à l'égard du rouge et du vert ».

Uhthauff de son côté dit: « Chez 2 malades atteints d'amblyopie toxique et qu'on put observer longuement, on constata une achromatopsie complète pour le rouge et le vert et cependant leur acuité visuelle était bonne. »

Mais ce qui étonne au premier abord, dans la classification de Ole Bull et dans les observations de Nettleship et de Uhthauff, c'est que ni les uns ni les autres ne parlent de l'achromatopsie pour le violet. Cependant à considérer la façon dont les couleurs ont leur champ réparti à la surface de la rétine, il semble que le violet doit être la première couleur à disparaître dans les rétrécissements concentriques du champ visuel pour les couleurs.

En effet on voit qu'en allant de la périphérie de la rétine vers le centre, on rencontre d'abord le champ visuel du bleu, puis celui du rouge, du jaune, du vert et en dernier lieu du violet qui n'est vu que par les parties les plus centrales de cette membrane.

On comprend alors que dans les rétrécissements concentriques du champ visuel, le cercle du violet peut se rétrécir jusqu'à devenir nul, puis le rétrécissement continue, le vert peut disparaitre à son tour et ainsi de suite.

Cette façon de voir est logique, et cependant peu d'auteurs ont noté la disparition du violet dans les rétrécissements concentriques du champ visuel.

König rapporte cependant un cas de cécité pour le violet dans une rétinite centrale.

Mais c'est surtout dans les travaux de l'école de la Salpêtrière qu'on trouve les faits les plus importants venant à l'appui de cette manière d'envisager l'achromatopsie dans les amblyopies.

M. Galezowki nota le premier l'achromatopsie dans l'amblyopie hystérique.

M. Landolt, à la suite de recherches entreprises sur les malades du service de M. Charcot, recherches inspirées par ce dernier, a pu établir la loi suivante: Dans l'amblyopie hystérique avec rétrécissement concentrique du champ visuel, c'est toujours le violet la couleur qui disparaît la première, puis la maladie progressant ce sera au tour du vert, autre couleur centrale, puis du rouge, de l'orangé. Le jaune et le bleu, couleurs périphériques, continueront à être perçues jusqu'à la dernière limite. Les exceptions à cette règle se rencontrent quelquefois et certaines hystériques continuent à voir le rouge alors que la notion du bleu s'est déjà éteinte, mais on peut, quant à présent, d'après Charcot, considérer comme une règle absolue que les couleurs centrales, le vert et le violet, ce dernier surtout, cessent d'être perçues avant que la notion du rouge et des autres couleurs disparaissent.

Ces altérations chromatiques du champ visuel se manifestent principalement dans l'œil correspondant au côté hémianesthésié, mais il est habituel que le champ visuel pour les couleurs se montre en même temps rétréci, à la vérité à un degré beaucoup moindre, dans l'œil du côté opposé.

Les mêmes caractères se retrouvent avec des nuances variées dans l'amblyopie monoculaire avec hémianesthésie sensitivo-sensorielle et sensitive relevant des lésions en foyer du cerveau qui siègent dans la parte postérieure de la capsule interne, sur le point désigné par les leçons de M. Charcot sous le nom de carrefour sensitif. Même diminution de l'acuité visuelle, même rétrécissement concentrique et général du champ visuel pour les couleurs, marqué dans les deux yeux, mais prédominant beaucoup dans l'œil du côté opposé au siège de la lésion intra-céphalique ; même absence de lésions du fond de l'œil appréciables à l'ophtalmoscope.

De ce qui précède, il ressort que dans les rétrécissements concentriques du champ visuel d'origine cérébrale, s'il y a une achromatopsie partielle, elle portera sur la couleur : violet.

Mais, dans ses cliniques, Charcot n'a eu en vue que l'achromatopsie causée par une lésion siégeant sur le trajet des conducteurs sensitifs intra-crâniens. Que cette lésion soit d'origine organique comme dans l'hémorrhagie cérébrale occupant le tiers postérieur de la capsule interne, ou d'origine dynamique comme dans l'hemianesthésie des hystériques.

Mais dans les lésions de l'écorce, soit disséminées, soit

on foyer, existe-t-il un rétrécissement concentrique du champ visuel pour les couleurs de paire avec une amblyopie?

Existe-t-il une psychose dans laquelle ce rétrécissement du champ visuel pour les couleurs se rencontre?

C'est ce que nous avons entrepris d'élucider.

Or nous n'avions pas besoin, pour mener à bonne fin cette tâche, de mesurer longuement le champ visuel pour toutes les couleurs; outre que ce travail aurait demandé un temps extrêmement long, vu le nombre des malades que nous avions à examiner; nous n'aurions pu avoir des réponses suffisamment nettes, précises, de la part de malades pour qui un effort d'attention prolongé est aussi impossible qu'une opération intellectuelle complexe.

Nous nous sommes bornés à examiner l'état de la vision centrale pour toutes les couleurs, espérant que, si la loi de Landolt est exacte, nous pourrions trier un certain nombre de malades chez qui le champ visuel pour des couleurs, est rétréci; par la seule appréciation de l'état de leur vision centrale à l'égard du violet.

CHAPITRE IV.

DE L'ACHROMATOPSIE DANS LES MALADIES MENTALES. — FRÉQUENCE DE L'ANIANTHINOPSIE.

Avant d'exposer le résultat de nos recherches, nous croyons indispensable d'exposer la façon dont elles ont été conduites.

Dans ses leçons sur les maladies des yeux, M. Landolt déclare que l'on doit toujours donner l'analyse spectrale de la couleur employée.

Cela n'a rien de difficile pour nous, puisque ce sont les couleurs mêmes du spectre que nous avons employées.

Ce n'est pas que le choix nous manquât parmi les méthodes usitées pour la révélation de l'achromatopsie.

En effet, nous avions à choisir :

La méthode de Holmgrein, ou méthode des laines colorées. Utile mais insuffisante; elle ne révèle guère que les daltoniens.

La méthode de Cohn ou poudres chimiques colorées. A beaucoup de ressemblance avec la précédente.

Les planches de Daal et de Kragero.

Les planches de Stilling.

L'échelle de M. Parinaud, modifiée de Snellen et de Giraud-Teulon.

La méthode de Weber : figures en papier coloré sur fond noir.

L'échelle de Dor : très bonne et très fidèle pour établir le degré de la vision chromatique.

La méthode de Mauthner : association de poudres colorées.

L'appareil de Maréchal : employé pour l'examen des élèves de l'école navale.

La lanterne de Redard.

L'appareil de Charpentier.

La méthode de Meyer et de Pflüger : le contraste simultané des couleurs.

Le chromatoptomètre de Chibret : basé sur la polarisation rotatoire.

Enfin la méthode de Macvell : formation de couleurs mixtes par des secteurs colorés qui tournent.

Parmi ces nombreuses méthodes, il n'en étaient que quelques-unes de pratiques pour nous. En effet, il faut avoir présent à l'esprit que nous allions avoir affaire à des aliénés; les uns incapables de l'effort cérébral nécessaire pour associer ensemble diverses sortes de laines ou autres produits colorés, les autres trop irritables ou trop agités pour se soumettre à un examen quelque peu sérieux et prolongé. — Il nous fallait donc employer une méthode qui nous donnât le maximum de résultat avec le minimum d'efforts, qui nous révélât les anomalies de la vision colorée de nos malades, sans leur demander une opération intellectuelle trop compliquée et une attention trop soutenue.

Nous croyons avoir rempli ce but en employant le chromatoptomètre de M. le docteur Chibret.

Cet instrument, présenté au Congrès de chirurgie de 1885, où se trouve sa description, est basé sur le phénomène de la polarisation rotatoire. C'est la lumière spectrale elle-même que voit le malade, sous la forme de deux petites lunes exactement complémentaires l'une de l'autre quant à la couleur.

Cette idée de rechercher l'achromatopsie au moyen du polarimètre n'est pas récente de date.

E. Rose, dans ses recherches sur l'achromatopsie, a déjà fait usage de la lumière polarisée. Son instrument, auquel il donne le nom de chromatomètre (Farbenmesser) fournit deux images exactement complémentaires l'une de l'autre. L'œil normal ne peut obtenir l'équivalence des deux couleurs, qui ne peut être produite que s'il y a chromatopseudopsie (1).

Après lui Pflüger, dans *Shweizen correspondance blatt*, recommande d'examiner les malades au polarimètre.

König, en 1884, décrivait aussi un appareil se prêtant à l'étude de l'achromatopsie au moyen des couleurs complémentaires fournies par la lumière polarisée.

On voit par ces trois exemples que la méthode que nous avons employée est une méthode sérieuse, recommandée par trois ophtalmologistes de valeur entre les mains desquels elle a donné des résultats satisfaisants.

Nous nous croyons donc autorisés à accepter comme

---

(1) Voir la description de l'instrument dans l'Optique physiologique de Helmotz.

vraies les données fournies par l'instrument dont nous nous sommes servis.

Quoique nous recherchions plus particulièrement chez nos malades la cécité pour le violet, nous n'en avons pas moins examiné l'état de leur vision colorée pour les autres couleurs, de leur vision centrale bien entendu, cet examen nous était rendu facile par la simplicité de l'instrument que nous avions entre les mains. Nous avons adopté la classification de Young modifiée par Preyer que nous donnons plus haut (1). Lorsque le malade examiné est complètement aveugle pour la couleur, même à son maximum de saturation, nous l'appelons un achromatopsique dans le sens absolu du mot.

Si au contraire il ne distingue la couleur qu'à des degrés de saturations différents de l'œil normal, mais toujours plus élevés, nous le nommons un dyschromatopsique.

Nous rapellerons pour la notation que le nombre des degrés qui précède le nom de la couleur, est le degré de saturation nécessaire pour que l'individu distingue les deux couleurs complémentaires.

Le 0 qui suit indique que l'examen a été effectué au centre même de la couleur c'est-à-dire à l'endroit où elle est le plus pur de tout mélange.

Car on sait que dans la lumière spectrale on passe insensiblement d'une couleur à l'autre voisine.

Les malades que nous avons examinés au nombre de 378, tous du service des hommes auquel nous sommes attachés se répartissent ainsi :

---

(1) Voir au chapitre II.

Alcooliques 95

Paralytiques généraux.................... 103

Déments....................................... 70
    (Organiques, seniles et vieux délirants).

Tesanies diverses......................... 56
    (Mélancolie, manie, délire chronique, etc).

Imbéciles. Idiots........................... 23

Dégénérescence mentale................ 31

Dans la catégorie des paralytiques généraux se trouvent des déments que nous considérons comme tels dans nos conclusions. L'affaiblissement de leurs facultés intellectuelles, quelquefois précoce, nous autorise, croyons nous, à agir ainsi. Ces paralytiques généraux déments sont au nombre de 42.

Disons tout de suite que beaucoup de malades examinés étaient dans un tel état de confusion mentale ou de démence que nous n'avons pu en obtenir aucune réponse précise; de sorte que nous ne comprenons dans ce chiffre de 378 que les malades ayant fourni des réponses satisfaisantes. Sans quoi nous aurions à notre actif au moins 450 examens.

Voici les cas d'achromatopsie ou de dyschromatopsie que nous avons rencontrés au cours de nos recherches :

Deux malades atteints d'achromatopsie complète pour toutes couleurs, l'un de l'œil droit, l'autre de l'œil gauche.

Un achromatopsique pour le rouge, des deux yeux.

Un achromatopsique pour l'orangé, des deux yeux.

Un achromatopsique pour le violet de l'œil gauche et dyschromatopsique pour les autres couleurs des deux yeux.

Deux dyschromatopsiques pour l'orangé, des deux yeux.

Enfin 12 dyschromatopsiques pour le violet, des deux yeux.

Des deux malades atteints de cécité complète pour toutes couleurs : l'un est un imbécile, âgé de 50 ans, qui a perdu l'œil gauche à la suite d'un accident. L'autre était un paralytique général, décédé depuis, et dont l'autopsie ne nous a rien révélé de particulier.

L'achromatopsique des deux yeux pour l'orangé est un alcoolique en voie de guérison sur lequel nous avons procédé à plusieurs examens ayant tous le même résultat. Le dischromatopsique pour toutes couleurs est un alcoolique sorti guéri que nous n'avons pu examiner plusieurs fois. L'aveugle pour le rouge ou daltonien est un vieillard atteint de démence organique.

Les deux dischromatopsiques pour l'orangé, l'un est un sénile et l'autre un paralytique général à la seconde période.

De ces faits ne se dégage aucun enseignement : on voit que les dischromatopsiques se rencontrent un peu dans toutes les classes de malades : imbéciles, déments organiques, paralytiques généraux, alcooliques. La moyenne est même un peu plus faible que celle donnée par les ophtalmologistes qui ont examiné des enfants des écoles, des jeunes soldats ou des employés de chemin de fer. En effet Donders, Holmgrein, Magnus etc. donnent une moyenne de 3 0/0 d'achromatopsiques dans le sexe masculin. Schmits donne même une moyenne de 7 0/0.

Nous, nous trouvons à peine une moyenne de 2 0/0 sans compter ceux du violet dont nous faisons un groupe à part.

Cela tient-il à la sensibilité de l'instrument qui serait un peu défectueuse? nous ne le croyons pas.

Est-ce plutôt à ce fait que le sens des couleurs se perfectionne avec l'âge et que c'est chez les enfants que l'on rencontre le plus d'achromatopsiques?

C'est possible, mais nous n'oserions l'affirmer.

Voyons un peu en détail maintenant, notre groupe d'achromatopsiques pour le violet ou anianthinopsiques.

Comme la formation de ce groupe est en réalité la raison d'être de ce travail, nous avons examiné les malades qui le composent avec plus de soins.

Nous avons mesuré leur acuité visuelle et leur sensibilité à la lumière.

Nous nous sommes servis pour cela de l'échelle optométrique du Dr Parinaud.

Pour mesurer l'acuité visuelle nous nous sommes placés à un mètre du malade et nous l'avons invité à lire la série des lettres composant l'échelle en commençant par les plus grandes et remontant jusqu'à ce qu'il cessât de distinguer les lettres entr'elles.

De la sorte nous avions comme mesure de l'acuité visuelle de l'examiné une fraction dont le numérateur était 1 et le dénominateur le chiffre du numéro lu par lui.

Pour la sensibilité lumineuse nous avons couvert l'échelle d'une feuille de papier noir puis découvrant successivement les diverses lignes de lettres jusqu'à ce que l'examiné commençât à distinguer quelque chose sur le fond noir. La ligne qu'il commençait à voir était le numéro indiquant la mesure de sa sensibilité à la lumière.

Enfin nous avons examiné nos achromatopsiques et nos dychromatopsiques à l'ophtalmoscope.

Nous n'avons relevé chez eux aucune trace de maladie du nerf optique ou de la rétine qui pût fournir une explication plausible à leur perte de la sensibilité chromatique pour le violet.

OBSERVATIONS.

I

La... 34 ans. Délire alcoolique subaigu.

Légère dyschromatopsie des deux yeux, 7° violet 0.

Acuité visuelle normale, 1/1.

Sensibilité lumineuse normale, 1.

Le malade ne se rend pas compte de sa dyschromatopsie.

Il n'a donc pu nous fournir aucun renseignement sur sa date de début.

II

Lef... 54 ans. Alcoolisme chronique. Affaiblissement intellectuel.

Œil gauche. Dyschromatopsie, 0 violet 0.

Acuité visuelle, 1/1,50.

Sensibilité lumineuse, 3.

III

Lig... 52 ans. Démence organique. Paraplégie des membres inférieurs d'origine médullaire.

Achromatopsie pour le violet de l'œil gauche, dyschromatopsie pour toutes couleurs.

Acuité visuelle, 1/3.

Sensibilité lumineuse, 4.

Aucunes lésions du côté de la rétine n'ont été constatées à l'ophtalmoscope.

IV

Mar... 43 ans. Démence paralytique.

Dyschromatopsie des deux yeux, 8° violet 0.

Ce malade est mort avant que nous ayons eu le temps de mesurer son acuité visuelle et sa sensibilité lumineuse. A l'autopsie nous n'avons trouvé que les lésions banales de la paralysie générale sans localisation spéciale.

V

Gar... 63 ans. Démence sénile.

Dyschromatopsie des deux yeux, 7° violet 0.

Acuité visuelle, 1/2.

Sensibilité lumineuse, 4.

VI

Thim... 43 ans. Démence paralytique.

Dyschromatopsie des deux yeux, 8° violet 0,

Acuité visuelle 1/2.

Sensibilité lumineuse 3,

VII

Tu... 71 ans. Démence sénile.

Dyschromatopsie des deux yeux, 12° violet 0.

Acuité visuelle, 1/1,50.
Sensibilité lumineuse normale, 1.

VIII

Comb... 71 ans. Démence consécutive à un délire chroni-
que.
Dyschromatopsie des deux yeux, 10° violet 0.
Acuité visuelle, 1/2.
Sensibilité lumineuse, 4.

IX

Mich... 62 ans. Démence consécutive à un ancien délire
chronique.
Dyschromatopsie des deux yeux, 10' violet 0.
Acuité visuelle, 1/3.
Sensibilité lumineuse normale, 1.
Ce malade est profondément asthénope. Peut-être faut-il
attribuer la faiblesse de son acuité visuelle à cette cause.

X

Mont... 73 ans. Démence sénile.
Dyschromatopsie des deux yeux, 7° violet 0.
Acuité visuelle, 1/1,50.
Sensibilité lumineuse, 3.

XI

Poch... 56 ans. Démence consécutive à mélancolie.
Dyschromatopsie des deux yeux, 10° violet 0.

Acuité visuelle, 1/4.
Sensibilité lumineuse, 4.
Ce malade est de plus très myope.

XII

Toull... 61 ans. Démence sénile.
Dischromatopsie des deux yeux, 9° violet 0.
Acuité visuelle, 1/3.
Sensibilité lumineuse, 3.

Ces observations semblent à première vue un peu courtes et sèches. Mais nous n'avions pas à entrer ici dans de longues considérations sur l'état mental de nos malades ou sur les symptômes qu'ils présentent, outre ceux énumérés dans leur observation. Nous ne nous occupions que de la vision, nous n'avions à parler que de l'état de cette vision.

Nous avons employé des procédés qui nous donnaient des résultats précis, mathématiques pour ainsi dire, nous étions bien forcés de les enregistrer sous cette forme.

D'ailleurs dans les choses scientifiques, la précision n'est-elle pas la première condition de succès. Elle nous a permis de tirer des conclusions nettes et claires que nous aurions eu peut-être beaucoup de peine a tirer si nous nous étions lancés dans une foule de considérations étrangères au sujet.

En jetant les yeux sur ces 12 observations, on remarque aussitôt que tous les malades atteints de dischromatopsie pour le violet sont des *déments*.

A part le premier, un alcoolique franc, qui fait exception.

Le second présentant l'affaiblissement intellectuel des
alcooliques chroniques confine à la démence dans laquelle
il ne tardera pas à tomber.

Donc sur 12 achromatopsiques pour le violet, 11 sont des
déments et sur 112 déments qui existent à l'asile 11 sont
atteints de dyschromatopsie pour le violet ou si l'on préfère
de perte de la sensibilité chromatique à l'égard du violet.

Or, si on se reporte au chapitre III de ce travail, on y voit
que la diminution de la sensibilité chromatique à l'égard du
violet est caractéristique d'un retrécissement concentrique
du champ de la vision colorée.

Si on examine les 11 observations ci-dessus, on voit que
cette dyschromatopsie pour le violet s'accompagne d'une
diminution de l'acuité visuelle et du sens lumineux, à part
quelques rares exceptions.

Nous laissons de côté l'observation n° 1 dans laquelle
ces deux facteurs sont normaux. Mais aussi ce n'est pas un
cas de démence et peut-être est-ce là un cas de dischromatopsie d'origine congénitale.

Au contraire, dans les 11 autres observations, si deux
fois la sensibilité lumineuse est normale, du moins l'acuité
visuelle est atteinte et même considérablement dans l'observation IX. Quoique l'asthénopie de ce malade pourrait
expliquer une diminution légère de l'acuité visuelle, elle ne
peut seule, croyons-nous, causer une telle faiblesse marquée
par 1/3, surtout que le malade a été examiné avec ses lu-
nettes.

Enfin on voit que le retrécissemet du champ visuel pour

les couleurs se rencontre indifféremment dans toutes formes de démences, puisque dans nos 11 observations nous
trouvons deux démences paralytiques; quatre démences sé-
niles; deux démences organiques, en faisant rentrer dans
cette catégorie l'affaiblissement intellectuel de l'alcoolique
chronique; enfin trois démences consécutives à un ancien
délire.

Il est probable que tous les sens suivent l'affaiblissement
de l'intelligence dans la démence et que la vision colorée
n'y échappe pas.

De ces faits nous nous croyons autorisés à tirer les conclusions suivantes:

CONCLUSIONS.

1° Il existe dans la démence un rétrécissement concentrique du champ visuel pour les couleurs, caractérisé par une perte plus ou moins complète de la sensibilité chromatique à l'égard du violet.

2° Cette anianthinopsie se rencontre indifféremment dans toutes les démences de quelque nature qu'elles soient, dans la proportion de 10 0/0.

3° Elle s'accompagne en général d'une diminution de l'acuité visuelle et de la sensibilité lumineuse.

BIBLIOGRAPHIE.

Pour la Bibliographie antérieure à 1878, voir l'article du dictionnaire encyclopédique des sciences médicales, article *chromato pseudopsie.*

AUTEURS ÉTRANGERS.

DONDERS. — Negentiende Jaarlijksch verslag betrekke-lijk de verplesing en het onderwijs in het Nederlandsch Gasthuis voor Oogliders (Utrecht, 1878).

MICHEL. — Die Prüfung des Sehvermœgens und der Far-benblindheit beim Eisenbahn. — Personal und bei den Truppen (München, 1878).

HOLMGREN. — Om nagra nyare praktiska metoder at upptœcka fargblindeit (Upsala lœkarep forhandl. Bd. 13, Heft 3, p. 193-226, 1878).

LEDERER. — Farbenblindheit und mangelhafter Farben-sinn mit Rücksicht auf den Signaldienst der Eisenbahnen und der Märine (Wien. medicin. Wochenchs, n°s 2-4, 1878).

MAGNUS. — Beitrœge zur Kenntniss der physiologischen Farbenblindheit (V. Graefe's, Archiv. für Ophtalm. Bd 24.

Abth 4. S. 171, 1878). — Zur Entwickelung des Farbensinns (Klin. Monatsbl. für Augenheilk. S. 465).

Cohn. — Beobachtung von 100 Farbenblinden (Bericht-
über die 11 Versammlung der ophtalmologischen Gesells
chaft. S. 110, 1878).

Brücke. — Ueber einige Empfindungen im Gebiete des
Sehnerven (Wien. Acad. Sitz-Ber. LXXVII, Abth 3. S.
39, 1878).

Hirschberg. — Ueber angeborene Farbenblindheit (Du
Bois-Reymond's, Arch. S. 332, 1878).

Maréchal. — Apparat zur Prüfung des Farbensinnes
im Finstern (Feldarzt, n° 17. S. 65, 1879).

Treitel. — Ueber den Werth der Gesichstsfeldmessung
(V. Græfe's Archiv. für Ophtalm. Bd 25, Abth. 2. S. 29,
1879).

Pflüger. — Methode zur Untersuchung auf Farbenblindheit (Schweizer Correspondenzbl., n° 16 et 17, 1879).

Cohn. — Farbensinn-messungen im directen Sonnenlicht
und beim electrischen Lichte (Bericht des Heidelberg Oph-
tamologen, Versammlung, 1879).

Hall. — The perception of color (Proceed of the Ame-
rican academy of arts and sciences, XIII, p. 402, 1879).

Krenchel. — Ueber die Hypothesen von Grundfarben
(Archiv für Ophtalmologie, XXVI Abth. I. S. 91, 1880).

Magnus. — Untersuchungen über den Farbensinn der
Naturvœlker. Jena (In Preyer. Samml. phys. Abhandl.,
1880).

Holmgren. — Subjective. Farbenempfindung der Farbenblinden (Contrablatt für die medicin. Wissenschaften'
S. 898, 1880).

Brücke. — Ueber einige Consequenzen der Young-Helmotz-schen Theorie (Wiener Sitzungsber, LXXX, abth III. S. 18, 1880).

Heindenhain et Grützner. — Halbseitiger Hypnotismus. Hypnotische Aphasie. Farbenblindheit und Mangel des Temperatursinnes bei Hypnotischen (Breslau. œrztl. Zeitschr. n° 4, 1880).

Cohn. — Ueber hypnotische Farbenblindheit mit Accomodations-krampf und über Methoden, um das Auge zu hypnotisiren (Berliner œrztl. Zeitschr, n° 6 und 7, 1880).

Holmgren. — Ueber die subjective Farbenempfindung der Farbenblinden (Centralblatt für medic. Wissensch, n°s 49 u. 50, 1880).

Pflüger. — Beohachtungen an Farbenblinden (Archiv für Augenheilk. Bd, IX. S. 341, 1880).

Schmitz. — Statitische Mittheilungen über das Vorkommen von Farbenblinden in Cleve und Umgegend (Centralbl. für praktisch. Augenheilk. S. 275, 1880).

Little. — The results of a test for colour-blindness at Girard College (Philad. med. times, oct. 9, 1880).

Meyer. — Osservazioni sulla recita pei colori in Italia (Annali di ottalmol., IX, p. 190, 1880).

Swan M. Burnett. — Resultat der Untersuchung des Farbensinnes von 3040 kindern in den Schulen der Farbigen des Districts Columbia (Arch. für Augenheilk. Bd IX, H. 2, S, 146).

Nettleship. — Daltonismus in diseases of optic nerve (Brit. medic. associat. Cambridge, 1880 et Annales d'oculistique, t. 81, p. 239).

Uhthoff. — Beitrag zur Sehnerven-atrophie (V. Graefe's, Arch. für Ophtalm. Bd 26, Abth. 1, S. 244, 1880).

Pontoppidan. — Farveterminologie cy Farveblindhed (Ugesk. f. Læg. R. 4. Bd 4, p. 474, 1881).

Holgmren. — Om ensidy færgblindhet (Upsala lœkaresœllsk. fœrh. Bd 16, p. 145 ; 222, 308, Pg I, 1881).

Bjerrum. — Yannik, Hemianopsi for Faverne. Yagttaglese fra Dr Edm. Hansens Oienklinik (Hosp. Tid. R. 2, Bd 8, p. 41).

Kramer. — Josef, Untersuchungen über die Abhængigkeit der Farbenempfindungvon der Art und dem Grade der Beleuchtung (Thèse de Marburg 1882).

Cohn. — Ueber Farbenempfindungen bei schwacher künstlicher Beleuchtung (Arch. für Augenheilk. Bd. XI, S. 283, 1882).

Schneller. — Zur Frage vom Farbensinn-centrum (V. Grœfe's Archiv. f. Ophtalmol. Bd 28. Th. 3, S. 73, 1882),

Schmitz. — Weitere 2633 Untersuchungen auf Farbenblindheit (Centralbl. f. pract. Augenheilk. S. 270, 1882).

Kolbe. — Beitrag zur qualitativen und quantitativen Prüfung des Farbensinnes vermittelst. Pigmentfarben (Archiv. f. Augenheilk. Bd XIII, H. 1, S. 53, 1883).

Pflüger. — Neue methode zur quantitativen Bestimmung des Licht-und Farbensinns (Ber. über d. 15 Vers. d. Ophtal. Ges. Heidelberg, S. 189, 1883).

Bono. — Sull' acutezza visiva e sul colore dell iride nei criminali (Lombroso's archiv., vol. IV, p. 500).

Olk Bull. — Bemerkungen über den Farbensinn unter verschiedenen physiologischen und pathologischen Verhœltnissen (V. Grœfe's Archiv. f. Ophtalm. Bd 29, H. 3, S. 71).

Von Reuss. — Untersuchungen der Augen von Eisenbahn. Bediensteten auf Farbensinn und Refraction (V. Grafe's Archiv. f. Ophtalm. Bd 29, II 2, S. 220).

Johannson. — Underokning of fargsinnet i blindor flackens nærmaste omgifning (Upsala lækarefœrenings forhandl Bd 19, p. 471, 1883).

Holmgren.. — Om Hering's fargtheorie (Upsala lœkarefœrennings forhandl. Bd 19, p. 245, 1883).

Hochegger. — Die geschichtliche Entwickelung des Farbensinnes (Innsbruck, 134, 1884).

Kœnig. — Ueber einen neuen Apparat zur Diagnose der Farbenblindheit (Centralblatt f. Pract. Augenheilk. S. 375, 1884).

Galezowski. — Ueber Anomalien der Farbenunterscheidung. (Ksiazka jubileuszowa, p. 205, Warschau, 1884).

Libbrecht. — Practische Methode zur Prüfung des Farbensinns und der Sehschœrfe bei Eisenbahnbeamten und Seeleuten (Congrès international, etc., p. 44, 1885).

Kolbe. — Zur Vergleichbarkeit der Pigmentfarbengleichungen (Centralbl. f. pr. Augenhk. S. 193, 1885).

Wolffberg. — Ueber eine auf die Abhœngigkeit des Farbensinns vom Lichtsinn gegründete Methode der Lichtsinnprüfung (Congrès international, p. 26, 1885).

Kœnig. — Ueber Farbensehen und Farbenblindheit. (Arch. f. Anat. u. Physiol. abth. S. 160, 1885).

Hilbert. — Das Verhalten der Farbenblinden gegenüber der anomalen Dispersion (klin. Monats. f. Augenheilk. Jahrg. 23, S. 233, 1885).

HILBERT. — Ein Versuch einer Pathologie der Farbenempfindungen (Memorabilien IV Heft 9, 1885).

HIRSCHBERG. — Ueber Gelbsehen und Nachtblindheit bei Icterischen (Berlin, klin. Wochenschr., n° 23, 1885.

HERING. — Ueber Newton's Gesetz der Farbenmischung (Lotos Bd VII, 1886).

DOBROWOLSKY. — Ueder die Empfindlichkeit des normalen Auges gegen Farbentœne auf der Peripherie der Netzhaut (Archiv für Ophtalm. Bd 32, S. 9, 1886).

GLAN. — Ein Grundgesetz der Complementærfarben (Archiv. f. d. ges. Physiol, Bd 39, S. 53, 1886).

JEAFFRESON. — A colour circle for testing the chromatic sense (The Lancet July 17, 1886).

WOLFBERG. — Eine einfache Methode, die quantitative Farbensinnprüfung diagnostisch zu verwerthen (Zehender's klin. Monatsblœtter, S. 359, 1886).

BICKERTON. — Remarks on colourblindness (The lancet august 28, 1886).

KOENIG. — Ein Fall von pathologisch entstandener Violetblindheit (Biolog. Centralbl., n° 3, 1886).

HILBERT. — Beitrag zur Kenntniss der transitorischen Farbenblindheit (Archiv für Augenheilk. Bd XVI, S. 417, 1886).

HOOR. — Prüfung auf Farbenblindheit bei der K.K. œsterreichisch-ungarischen Armee und Kriegsmarine (Militærarzt, n° 7, 1887).

WOLFFBERG. — Zur quantitativen Farbenssinnprüfung vom Standpunkte des Militærarztes (klin. Mon. Bl. für Augenheilkunde, Sep. 1886).

Knies. — Ueber Grundfarben (Ber. d. 19. Versamml.
d. ophtalm. Gesellschaft, S. 70, 1887).

Jonasson. — Colour blindness (Australian medical
journal, Febr. 15, p. 59).

Wundt. — Die Empfindung des Lichts und der Farbe
(Wundt's Philosoph. Studien. Bd 4, S. 111, 1888).

Gœller. — Ein Beitrag zür Erklærung der Farbenempfindung (Archiv. f. Anat. Physiol. abth. S. 139, 1888).

Fick. — Studien über Licht und Farbenempfindung
(Pflüger's Archiv. Bd 43, S. 441, 1888).

Knies. — Objective Demonstration der Farbengrun-'
dempfindungen (Verhandl. d. Heid. Congr. S. 186, 1888).

Knies. — Ueber Farbensinnstœrung bei Sehnervenlei-
den. (Verh. d. Heidelb. Versamml. S. 7., 1889).

Knies. — Ueber Farbenempfindung und Farbenstœrun-
gen (Archiv. f. Augenheil. S. 253, 1889).

Hess. — Ueber den Farbensinn bei indirectem Sehen
(Grœfe's. Archiv. XXXV, 4, S. 1, 1889).

Fielde. — Color-sense and color-blindness among the
chinese. Examination of twelve hundred persons (Phila-
delp. rep., p. 651, 1889).

Hering. — Zur Diagnostik der Farbenblindheit (Grœfe's
Archiv. XXXVI, 1. S. 217, 1890).

Hering. — Die Untersuchung einseitiger Stœrungen des
Farbensinnes mittelst binoculœrer Farbengleichungen.
(Grœfe's Archiv. XXXVI, 3. S. 1, 1890).

Hess. — Ueber die Tonænderungen der Spectralfarben
durch Ermüdung der Netzhaut mit homogenem Lichte.
(Grafe's Archiv. XXXVI, 1, S. 1, 1890).

LUCANUS. — Ueber Schwæche des Farbensinnes (Archiv. f. Augenh. XXI, S. 41, 1890).

AUTEURS FRANÇAIS.

DOR. — Echelle pour mesurer l'acuité de la vision chromatique (Paris et Lyon, 1878).

DOR et FAVRE. — Nouvelles recherches sur la détermination quantitative de la vision chromatique (Lyon médical, n° 14).

FAVRE. — Sur le Daltonisme, précautions sanitaires et moyens préventifs (Académie des sciences, t. LXXXVI, n° 22, 1878).

CHARCOT. — Des troubles de la vision chez les hystériques (Progrès médical, n° 3).

REGNARD. — Sur la nature de l'achromatopsie des hystériques (Gazette médicale de Paris, p. 96).

CHEVREUL. — Vision colorée d'objets en mouvements (Comp.-rend. Acad. des sc., LXXXVI, n°s 10. 14 et 16 et LXXXVII, n°s 17 et 20).

LANDOLT et CHARPENTIER. — Des sensations de lumières et de couleurs dans la vision directe et la vision indirecte (Comp-rend. Acad. des sc,, n° 7).

MAUREL. — De la détermination expérimentale de l'acuité visuelle (Gazette médicale de Paris, n° 36).

MACÉ et NICATI. — De la distribution de la lumière dans le spectre solaire (Comp.-rend. Acad. des sc., XI, p. 1275, XCI, p. 623 et 1078, 1880).

CHARPENTIER. — Sur la sensibilité de l'œil aux différences de lumière (Comp.-rend. Acad. des sc., XCI, p. 49, 1880).

CHARPENTIER. — Sur la sensibilité visuelle et ses rapports avec la sensibilité chromatique (Ibid. XCI, p. 1075).

DONDERS. — Remarques sur les couleurs et la cécité des couleurs (Annales d'oculistique, t. LXXXIV, p, 205).

FAVRE. — Recherches cliniques sur le Daltonisme (Gaz. hebd. de méd. et de chirur., n° 34).

FANO. — Du Daltonisme dans ses rapports avec le service des voies ferrées (Réveil médical, n° 30, 23 juillet 1881).

CHARPENTIER. — Théorie de la perception des couleurs (Acad. des sc., 1885. t. CI, n° 3. p. 275).

FAVRE. — Persistance de la guérison du Daltonisme congénital (Gazette hebdomadaire, n° 38, p. 598, 1886).

VERREY. — Hémiachromatopsie droite absolue, conservation partielle de la perception lumineuse et des formes : ancien kyste hémorrhagique de la partie inférieure du lobe occipital gauche (Archives d'ophtalm., p. 289, 1888).

FAVRE. — Notes pathologiques sur la fausse appréciation des couleurs (Lyon médical, n°s 41, 44, 45, 46, 47, 1889).

BASEVI. — De la vision stéréoscopique dans ses rapports avec l'accommodation et les couleurs.(Annales d'oculistique, p. 222, 1890).

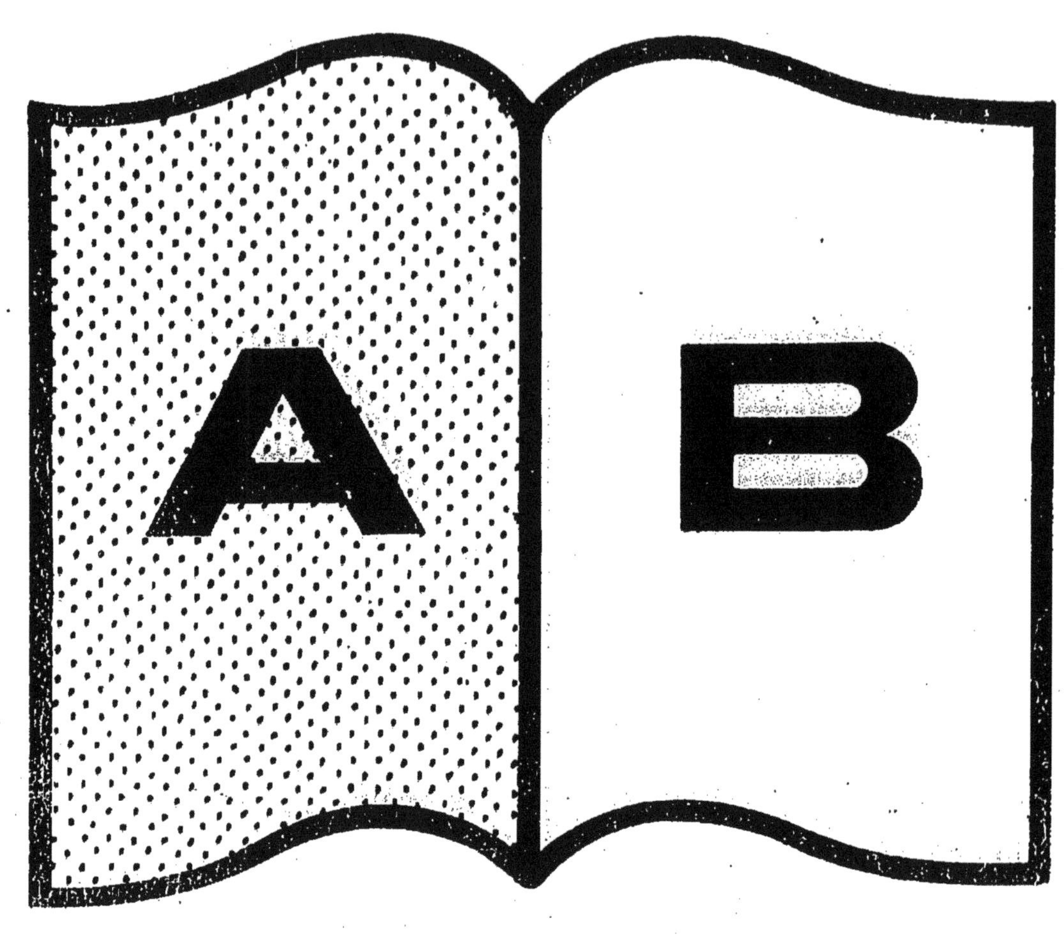

Contraste insuffisant

NF Z 43-120-14